コピーして使えるいきいき脳トレ遊び⑫

シニアの 脳トレーニング

バラエティ44

脳トレーニング研究会 編

黎明書房

はじめに

　この本は，とんちのきいたクイズや記憶力遊び，楽しい雑学クイズなど，バラエティあふれるクイズやパズルを集めた脳トレ本です。

　少し難しいと感じる問題もあるかもしれませんが，解いては笑い，笑っては解いて，楽しく脳を活性化させましょう！

　そして100歳になってもボケずに人生を楽しみましょう！

　施設などのレクリエーションでご利用の際は，コピーしてお使いいただけます。

2023年5月

脳トレーニング研究会

目 次

1 いろいろ判じ絵

問題 絵や漢字を見て，どう読むか考えてください。とんちで答えて
ください。

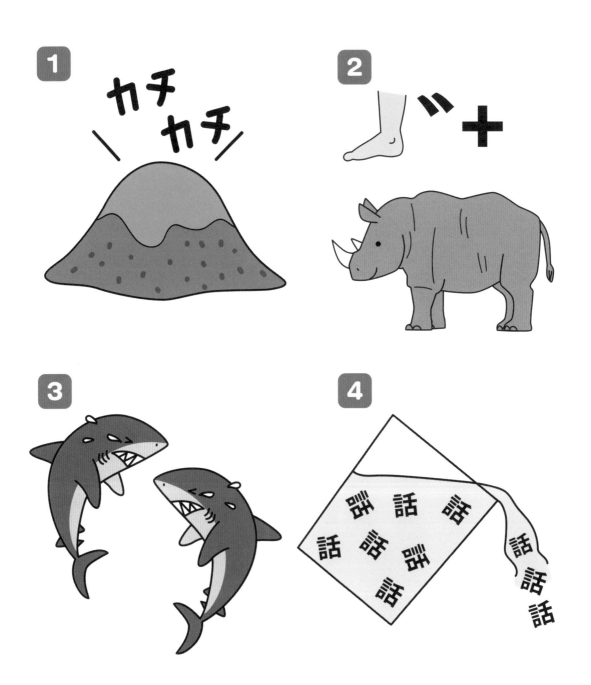

5

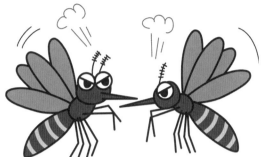

＊ヒント：鳥です。

6

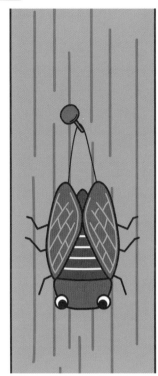

7

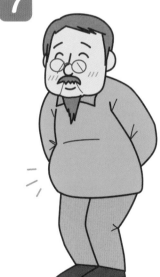

8

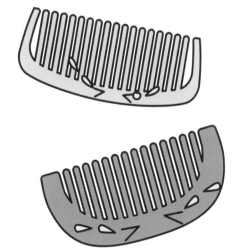

② 名前探し

問題 　意味があるようなないような言葉の中に，名前が隠されています。

・・・

①　ひらがなを１字抜いて，果物や野菜や花の名前にしてください。

①　りんごう　　　②　みんかん
③　まあじさい　　④　うぶどう
⑤　ぼんたん　　　⑥　かもも
⑦　あすいか　　　⑧　すいみれ
⑨　ねごぎ　　　　⑩　さとつまいも

②　ひらがなを２字抜いて，果物や野菜や花の名前にしてください。

①　だいなころん　　②　ばおななめ
③　とまどいと　　　④　さんくいら
⑤　やりくり　　　　⑥　かいりき
⑦　なふだき　　　　⑧　ばんから
⑨　あれんじこん　　⑩　すいみんれん

問題 　下の☐の中から両方に当てはまる言葉を選んでください。関係のない言葉も交じっています。

・・・・・・・・・・・・・・・・・・・・・・・・・・・・・・・・・・・・・・

① ア　タヒチは☐楽のようなところだ。
　　イ　彼女は☐楽とんぼだ。

② ア　あの人は☐様のようなやさしい人だ。
　　イ　地獄に☐とはこのことだ。

③ ア　☐も漏らさぬ警戒。
　　イ　☐も滴るいい男。

④ ア　大家さんは☐うるさい人だ。
　　イ　彼はいつも軽☐をたたいてばかりだ。

⑤ ア　どうやら俺も☐の尽きだ。
　　イ　おれはいつも☐まかせさ。

⑥ ア　渡る世間に☐はいないよ。
　　イ　☐の居ぬ間に洗濯だ。

| 水 | 鬼 | 天 | 仏 | 気 | 口 | 極 | 人 | 運 |

9

4 おなじもの探し
食べ物仲良しグループ

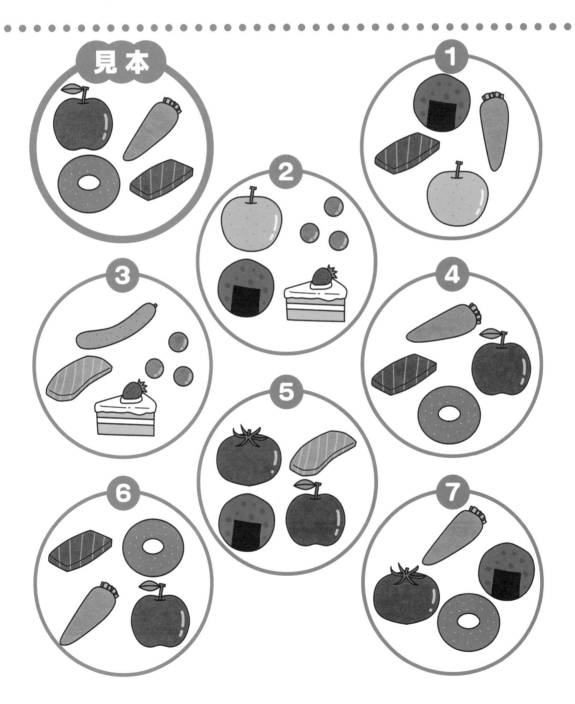

問題 色々な食べ物がグループを作っています。見本とおなじ食べ物のグループを探してください。2つあります。

問題 くねくね迷路はいかがでしょう。どうぞ，お楽しみください。

▲ 出口

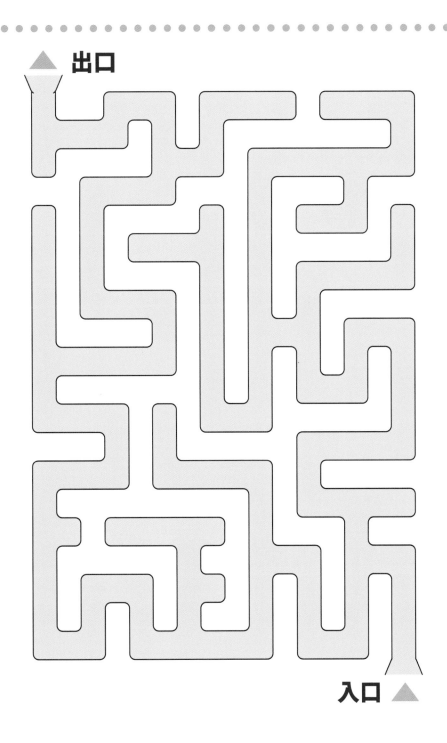

入口 ▲

文字文字間違い探し

問題 たくさんの漢字の中で一字だけ違うものがあります。見つけてください。

①

水水水水水水水水水水
水水水水水水水水水水
水水水水水水水水水水
水氷水水水水水水水水
水水水水水水水水水水
水水水水水水水水水水

②

学学学学学学学学学学
学学学学学学学学学学
学学学学学学学学学学
学学学学学学学学学学
学学学学学学学字学学
学学学学学学学学学学

③

吉吉吉吉吉吉吉吉吉吉
吉吉吉吉吉吉吉吉吉吉
吉吉吉吉吉吉吉吉吉吉
吉吉吉吉吉吉吉吉吉吉
吉吉吉古吉吉吉吉吉吉
吉吉吉吉吉吉吉吉吉吉

④

栗栗栗栗栗栗栗栗栗栗
栗栗栗栗栗票栗栗栗栗
栗栗栗栗栗栗栗栗栗栗
栗栗栗栗栗栗栗栗栗栗
栗栗栗栗栗栗栗栗栗栗
栗栗栗栗栗栗栗栗栗栗

問題 いざ書こうとして，ホントにこう書くんだったかなと迷ってしまう漢字があります。○×で答えてください。

① 動物のサイって，ホントに「才」って書くの？

② 魚のヒラメって，ホントに「鮃」って書くの？

③ 植物のバラって，ホントに「薔薇」って書くの？

④ はんを押すのはんって，ホントに「半」って書くの？

⑤ 「うかつ」って，ホントに「迂闊」って書くの？

⑥ 「ずさん」って，ホントに「杜撰」って書くの？

⑦ 「濡れ手であわ」のあわは，ホントに「泡」って書くの？

⑧ いいかげんなもうけ話を持ちかける「やまし」って，ホントに「山師」って書くの？

⑨ 「貧乏しょう」って，ホントに「貧乏症」って書くの？

問題

酸素ボンベを背負って，海中散歩です。サンゴがきれいです。色とりどりの魚も泳いでいます。右の絵と左の絵では，まちがいが5つあります。見つけてください。

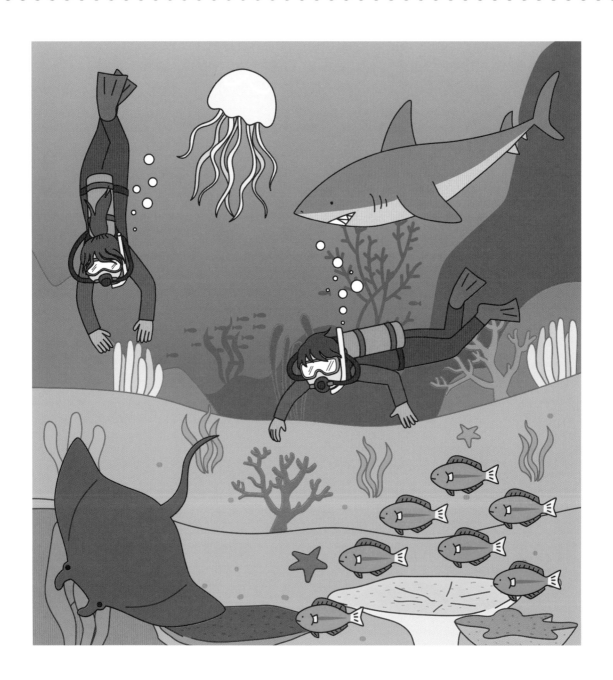

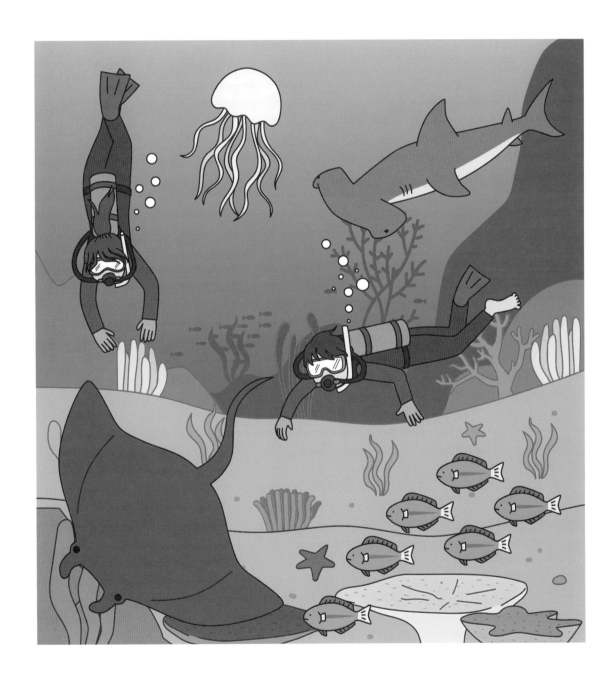

問題 クロスワードパズルは，パズルの花です。語彙力を維持し，高める楽しい言葉の遊びです。□の文字をつなぐと，おいしい果物になります。

1	2	3		4
5			■	
	■	6	7	
8	9			■
■		■	10	

タテの鍵

1 　いとしい人。

2 　親分。

3 　声に出さずによむこと。

4 　災難から逃れること。

7 　美しい声で鳴くカエル。

9 　聞く器官。

ヨコの鍵

1 　国民の祝日。

5 　字を書く液体。

6 　土に埋めて水を通すもの。

8 　当たるととても嬉しい。江戸時代に流行った。

10 　将棋の駒。ななめに動く。

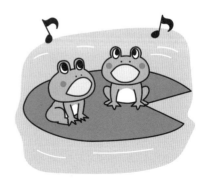

問題 下の□□□の中の漢字を使って，意味が通じるように空いている
マスを埋めてください。全ての漢字を1回ずつ使います。

平		■		八
		器	■	
	■			
育		■	版	■
■		曜		

休	材	楽	日	画	安	尺
百	教	屋	家	和	木	

問題　街に間違い探しに行くことが, 人気です。今日は, あき子さんが, 博物館に間違い探しに出かけました。

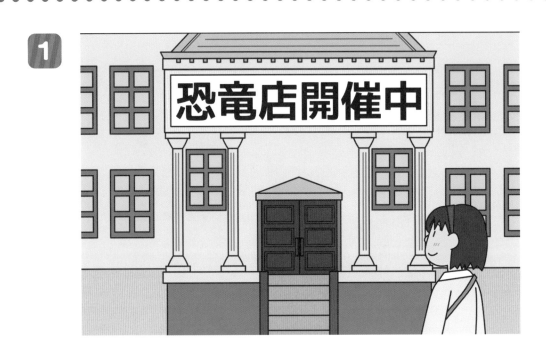

1

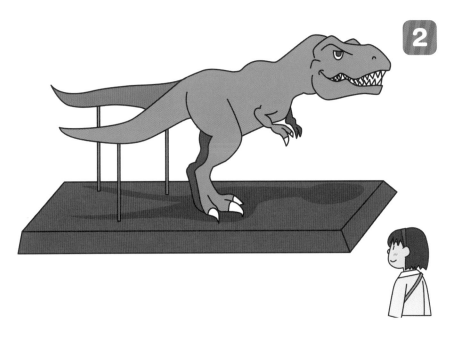

2

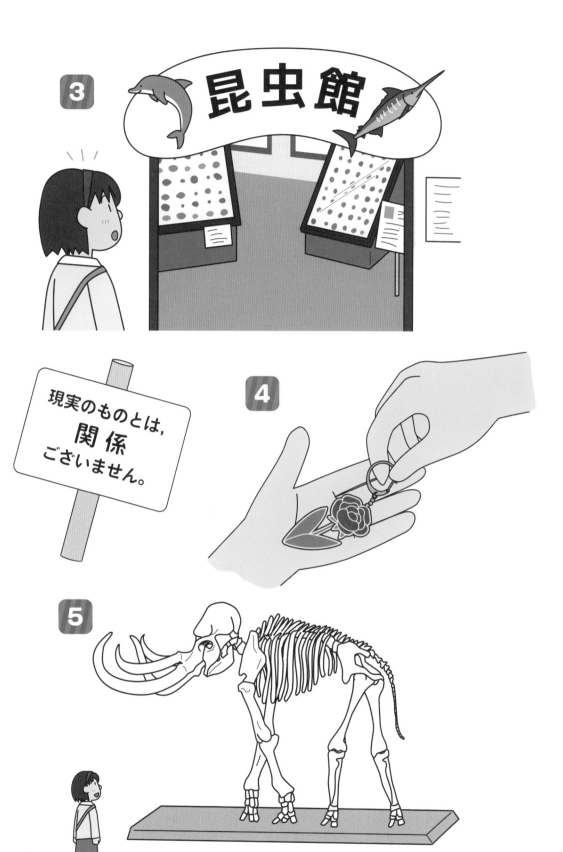

12 足し算・引き算・掛け算

問題 足し算，引き算，掛け算は日常生活でも使います。簡単な計算をすることは，頭にとってもよいことです。

ステップ1 まずは，ウォーミングアップ。

① $1+2=$ ⑤ $2+3=$

② $3+4=$ ⑥ $4+5=$

③ $6+7=$ ⑦ $8+9=$

④ $10+11=$ ⑧ $14+15=$

ステップ2 少し難しくなります。

① $2+3+1=$ ④ $4+5+3=$

② $6+7+5=$ ⑤ $8+9+7+2=$

③ $5+1-3=$ ⑥ $6+3-5=$

ステップ3 次は，□に＋，－，＝を入れて左右同じ数にしてください。

① $5+1\ \square\ 3=9$ ④ $6+2\ \square\ 1=9$

② $7+4\ \square\ 2=9$ ⑤ $4+3+2\ \square\ 9$

③ $9+5\ \square\ 5=9$ ⑥ $3-2\ \square\ 8=9$

ステップ4　いよいよ掛け算です。

① 1×3=　　　　⑤ 3×3=
② 5×3=　　　　⑥ 7×3=
③ 2×5=　　　　⑦ 4×5=
④ 6×5=　　　　⑧ 8×5=

ステップ5　次は足し算と掛け算の問題です。
　　　　　　□に1〜9の数字を入れてください。

① 1＝1×□

② 1＋3＝2×□

③ 1＋3＋5＝3×□

④ 1＋3＋5＋7＝4×□

⑤ 1＋3＋5＋7＋9＝5×□

⑥ 1＋3＋5＋7＋9＋11＝6×□

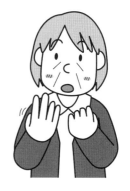

おまけ　1〜10まで足すと？

1＋2＋3＋4＋5＋6＋7＋8＋9＋10
＝11×□

問題 色々な言葉をひとひねりして判じ絵にしました。どう読むので
しょう。とんちで答えてください。

① 二二
   二二

② 損

③ 判
   判

④ 耳 噂 耳

⑤ 家ラン

⑥ タタタタ
タタタ

⑦ 戸戸戸戸戸戸
戸戸戸戸戸戸

⑧ 月　⑨ 舅

問題 2つの内，問いの答えはどっちでしょう。すばやく答えてください。誰かが，読み上げて遊ぶと面白いです。

● ●

① **ペンギン**と**アザラシ**，鳥でないのはどっち？

② **桃太郎**と**鬼**，なりたくないのはどっち？

③ **海賊**と**山賊**，山にいるのはどっち？

④ **竹**と**パン**，パンダの大好きなのはどっち？

⑤ **ブリ**と**ゴキブリ**，食べたくないのはどっち？

⑥ **西名古屋市**と**北名古屋市**，本当にあるのはどっち？

⑦ **カスピ海**と**インド洋**，海はどっち？

⑧ **西瓜**と**胡瓜**，かっぱが好きなのはどっち？

⑨ **森**と**林**，木が多いのはどっち？

⑩ **大麦**と**小麦**，麦茶にするのはどっち？

⑪ **こうもり**と**こうもり傘**，そらを飛ぶのはどっち？

記憶力遊び
入れ替わったのは誰？

問題 　下の絵をよく見てください。よく見たら，このページをめくってください。

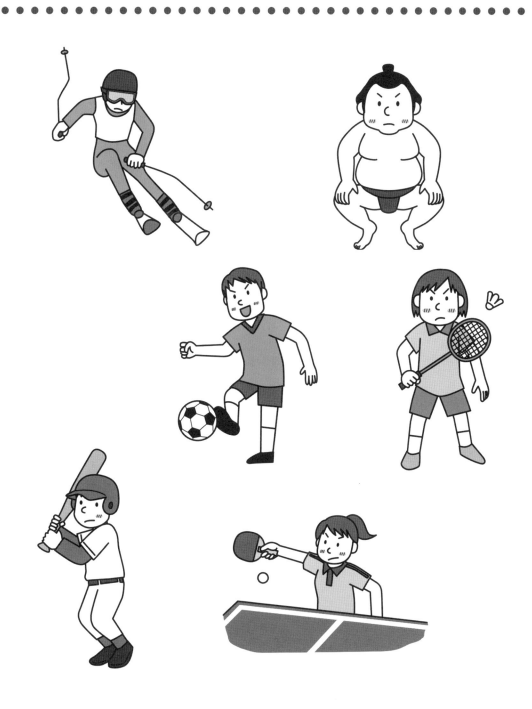

問題 さあ誰が誰と入れ替わったでしょうか。入れ替わったのは2人です。

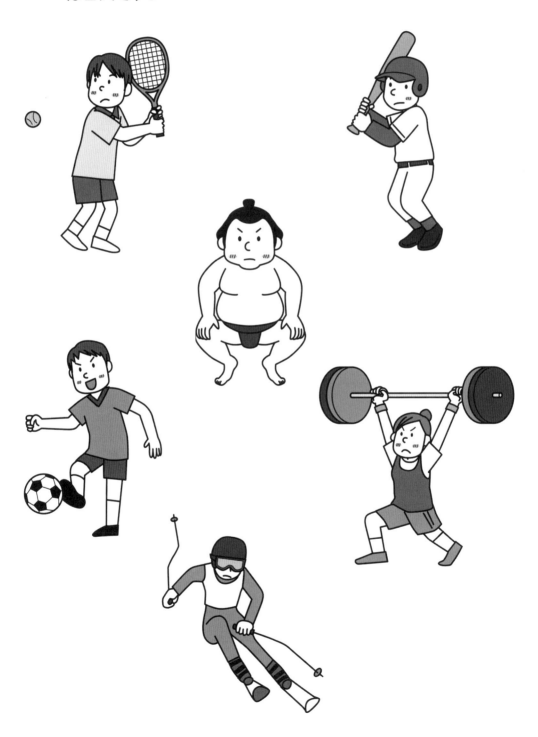

問題 ア，イの内，どちらかが間違ったことわざです。正しい方はどちらでしょう。

① ア　地獄の沙汰も金次第。
　　イ　地獄の沙汰も飴次第。

② ア　身から出た恥。
　　イ　身から出た錆。

③ ア　昨日のことを言うと鬼が笑う。
　　イ　来年のことを言うと鬼が笑う。

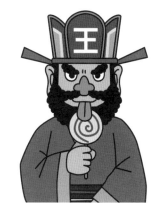

④ ア　人の噂も七十五日。
　　イ　人の噂も昨日まで。

⑤ ア　安物買いで大儲け。
　　イ　安物買いの銭失い。

⑥ ア　上手の手から砂金が漏れる。
　　イ　上手の手から水が漏れる。

⑦ ア　磯の鮑の片思い。
　　イ　磯の栄螺の片思い。

問題 点を1〜31まで順番につないでください。さあ何が出て来るでしょうか。

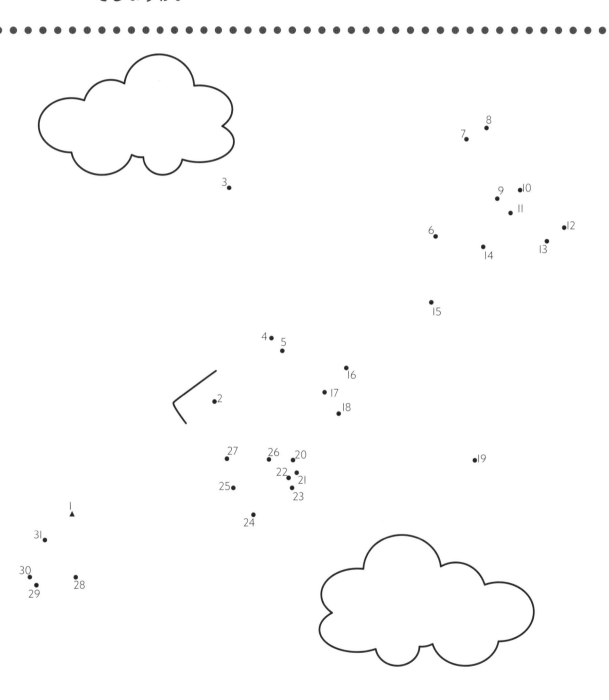

問題　点を1〜44まで順番につないでください。さあ何が出て来るでしょうか。

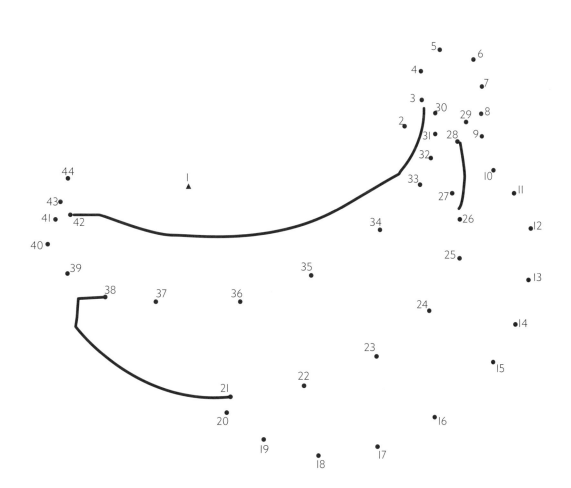

問題 ア，イの内，どちらかがことわざの正しい使い方です。正しい方はどちらでしょう。

① 怪我の功名

ア　政子さんが，旅行に行きました。大山温泉と間違えて犬山温泉に行っちゃったの。でも，すごくいい湯で，ラッキーだったわ！　怪我の功名とはこのことね。

イ　たかしさんが，旅行に行きました。絶景ポイントで転んで怪我しちゃったよ。その怪我はとても有名な骨折で，〇△骨折と言うんだ。まったく怪我の功名だよ。

② 花より団子

ア　たかしさんが，花見で三色団子を食べていました。「三色団子か好物の桜餅か迷ったんだけど，三色団子の方が見た目がいいし，花より団子って言うからな！」と笑っていました。

イ　政子さんが，イタリアに行きました。ナポリの景色のことを聞いても，そこで食べたピザの美味しさのことばかりです。政子さんいわく。「私って，花より団子ね。」

プラカードの数を足しましょう
算数＋記憶力遊び

問題 　花子さんと太郎さんが数字のプラカードを持って立っています。では，まずはウォーミングアップです。

問題1 　花子さんと太郎さんの数を足すといくつですか。

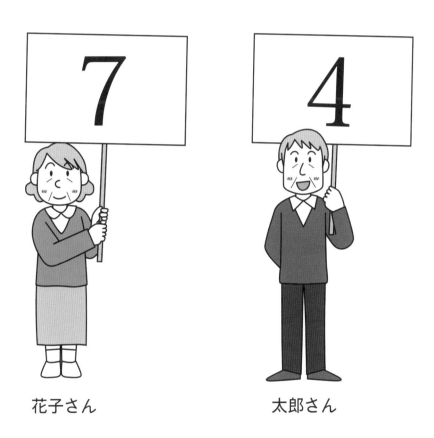

花子さん　　　　　　　　太郎さん

◆ では，この数字を覚えてください。

問題2 春子さんと次郎さんも数字のプラカードを持って立っています。では，4人の数を足すといくつでしょうか。

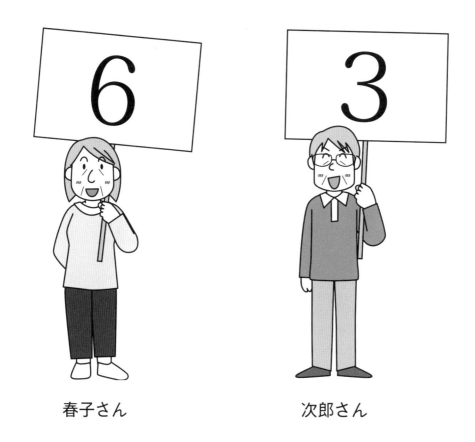

春子さん　　　　　　　次郎さん

問題3 花子さんと太郎さんを足した数から，春子さんと次郎さんを足した数を引くといくつでしょうか。

問題 数々のヒット曲を出した歌手のみなさんです。では，それぞれの歌手の持ち歌はどれでしょう。ア，イから選んでください。

① 三波春夫
ア　世界の国からこんにちは
イ　君恋し

② 春日八郎
ア　王将
イ　お富さん

③ 石原裕次郎
ア　ブランデーグラス
イ　高校三年生

④ 森昌子
ア　先生
イ　津軽海峡・冬景色

⑤ キャンディーズ
ア　年下の男の子
イ　UFO

⑥ 森進一
ア　与作
イ　襟裳岬（えりもみさき）

⑦ 西郷輝彦
ア　星のフラメンコ
イ　私鉄沿線

⑧ 小柳ルミ子
ア　瀬戸の花嫁
イ　京都慕情

⑨ 小林幸子
ア　川の流れのように
イ　おもいで酒

⑩ 橋幸夫
ア　潮来笠（いたこがさ）
イ　情熱の嵐

22 クロスワードパズル 上級

問題 クロスワードパズルは，パズルの花です。語彙力を維持し，高める言葉の遊びです。では，上級編をお楽しみください。辞書を使ってもOKです。

タテの鍵

1 細い月。
2 奥さん。
3 共同〇〇〇。
4 まったくおなじ。
5 あくどい行い。
8 人を数える単位。
10 相撲取り。
12 お寺などに寄付すること。
13 〇〇が良い。

ヨコの鍵

1 すぐ飽きる人。
6 草などを刈る道具。
7 ロシアの文字を〇〇〇文字という。
8 ギリシャ神話に出てくる木や泉の精。
9 中国古代の聖獣。
11 水が上から落ちてくるもの。
13 コピー。
14 名古屋名物。平らで長い。

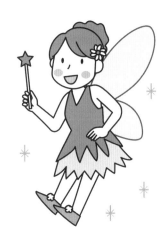

問題 下の□□の中の漢字を使って，意味が通じるように空いている
マスを埋めてください。辞書を使っても OK です。辞書を使うの
も脳トレの内です。

前		未		■	
		■	切		
■	科		■		■
		■		口	
	■			■	
品			■		性

会	回	道	線	白	化	山
	踏	粧	国	民	人	評
	路	水	取	県	学	文	知

問題 例のように真ん中に漢字1字を入れて，二字熟語を4つ作ってください。読む方向は，例のように左から右，上から下です。

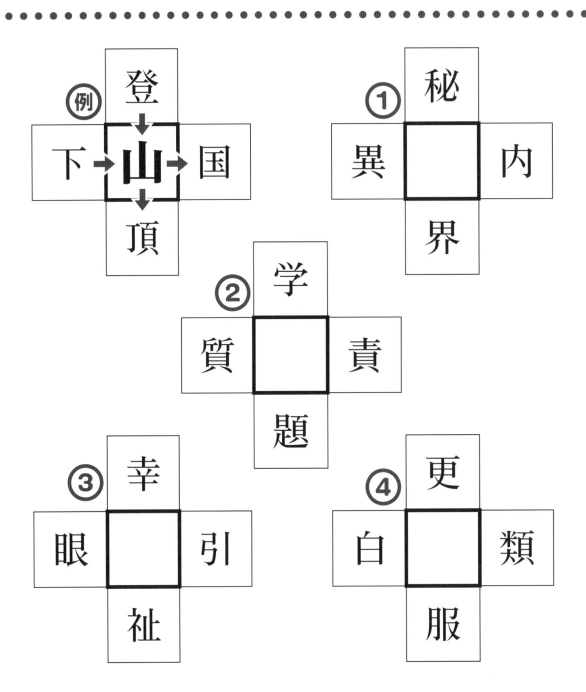

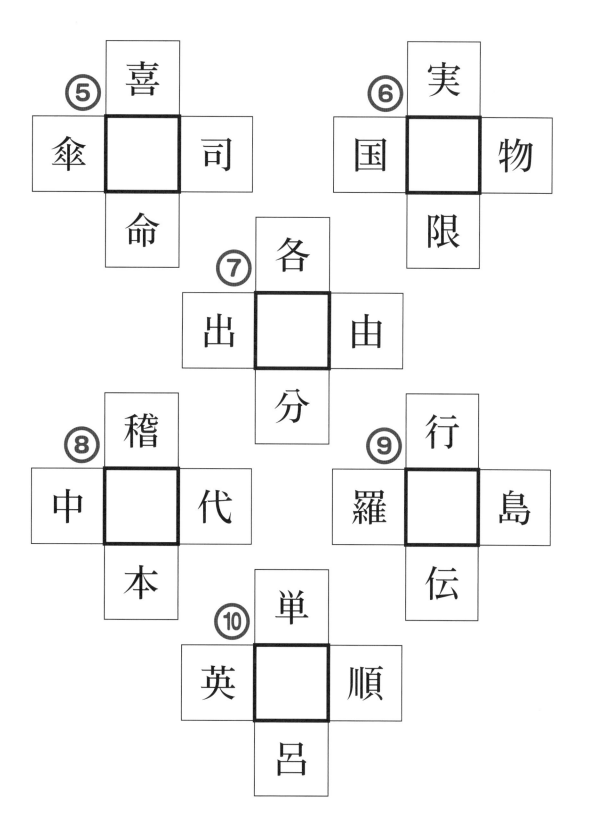

⑤ 喜 / 傘 □ 司 / 命

⑥ 実 / 国 □ 物 / 限

⑦ 各 / 出 □ 由 / 分

⑧ 稽 / 中 □ 代 / 本

⑨ 行 / 羅 □ 島 / 伝

⑩ 単 / 英 □ 順 / 呂

25 四季の行事，食べ物クイズ

問題 日本には，四季に応じて様々な行事があります。では，問題です。それぞれの行事に関係のある食べ物をア，イ，ウから選んでください。

① 1月7日の七草がゆには，春の七草を入れます。芹，薺，御形，繁縷，仏の座，菘（カブ），のほかにあと1つあります。それは，何でしょう。

（ ア 蘿蔔 イ 菠薐草 ウ 小松菜 ）

② 3月3日の雛祭りには，お雛様に，菱餅，ひなあられの他にあと1つ供えます。それは何でしょう。

（ ア 羊羹 イ 鶯餅 ウ 甘酒 ）

③ 5月5日の端午の節句に食べるものは何でしょう。

（ ア カステラ イ 金平糖 ウ 柏餅 ）

④ 七夕に食べるものは何でしょう。

（ ア 素麺 イ うどん ウ ラーメン ）

⑤ 秋のお彼岸（2024年は9月19〜25日）にお供えするものは何でしょう。

（ ア 桜餅 イ お萩 ウ 胡麻団子 ）

⑥ 大晦日の晩に食べるものは何でしょう。

（ ア 年越しそば イ 雑煮 ウ 恵方巻 ）

26 聖徳太子作，三歳の像盗難事件

問題 　博物館の国宝級の像が怪盗Ｘに盗まれました。どんな推理でも結構です。この事件を解決してください。

- -

　博物館の池の中に小さな島があります。そこのお堂に聖徳太子が自ら作ったと言われる，三歳の時の太子の像が安置されていました。そこへ行くのには，跳ね橋を渡らねばなりません。閉館のときに，橋を上げます。

　ある朝，係のＡさんとＣさんが橋を下ろして，お堂に行きました。鍵を見たＡさんが大きな声で，「鍵が空けられている！」と叫びました。お堂に入ったＡさんは「『怪盗Ｘ参上！』と書かれた紙が厨子（仏像を入れる箱）に貼られている，Ｃさん早く警察を！」とまた叫びました。Ｃさんは，その貼り紙を見ると，これは大変だと電話を掛けに事務所に戻りました。（この博物館では，携帯電話を所持することは，入館者も職員も禁じられているのです。）

　知らせを受けて，われらが名探偵Ｗ警部がやってきました。さっそく，Ｗ警部は，第一発見者であるＡさんに聞きました。

　Ａさんは，「鍵を開けてお堂に入ると『怪盗Ｘ参上！』の貼り紙がされ，厨子の中の聖徳太子の三歳像がなくなっていました」と証言しました。

　次にＣさんに，変わったことはなかったかと聞きました。

　Ｃさんは，「Ａさんに言われ事務所に向かう時，後ろでボチャンという音がしました」と証言しました。

　Ｗ警部は，すぐさまＡさんの身柄を拘束し，島の周りを調査しました。はたして，水中に伸びている紐をひっぱりますと，ビニール袋に入った三歳像が出てきました。

　Ｗ警部は，なぜこんなにも素早く解決できたのでしょうか。

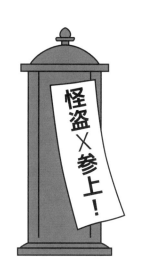
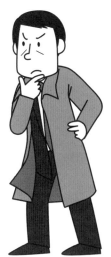

問題 ？の中に□から漢字を1字選んで入れて，漢字足し算を完成させてください。ヒントなしより，ちょっと難しいです。1字だけ関係のない漢字が入っています。

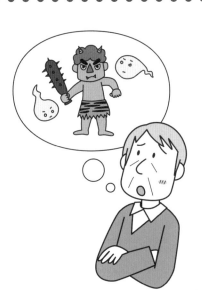

① 力+？=くわえる

② 糸+？=たまう

③ 馬+？=かける

④ 革+？=くつ

⑤ ？+鬼=たましい

⑥ 米+？=キロメートル

⑦ 貝+？=けなす

⑧ 言+？=あつらえる

⑨ ？+頁=ひたい

⑩ ？+人=ふす

兆 口 千 区 臣 云
乏 合 客 化 万

問題 ？の中に漢字を１字入れて，漢字足し算を完成させてください。

① 日+？=あかるい

② 金+？=てつ

③ ？+尺=えき

④ 石+？=やぶる

⑤ 木+？=つばき

⑥ 田+？=まち

⑦ ？+未=あじ

⑧ 禾+？=うつる

⑨ ？+頁=あたま

⑩ ？+西=さらす

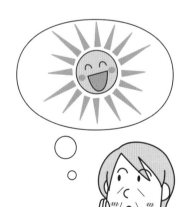

29 ボールの大きさ比べ

問題　ボールを使ったスポーツには色々あります。では，次の内，正しいのはどれでしょう。

・・・・・・・・・・・・・・・・・・・・・・・・・・・・・・・・・・

① ボーリングのボールは硬式テニスのボールより大きい。

② ソフトボールは軟式野球のボールより小さい。

③ サッカーボールはハンドボールより大きい。

④ 硬式テニスのボールはピンポン球より大きい。

⑤ バスケットボールはバレーボールより小さい。

⑥ ピンポン球は硬式野球のボールより小さい。

⑦ ドッジボールはサッカーボールより大きい。

⑧ 硬式テニスのボールはソフトボールより大きい。

⑨ バレーボールはハンドボールより小さい。

⑩ サッカーボールはバスケットボールより小さい。

問題　プロ野球の球団名は，親会社が変わるなどすると一緒に変わります。では，次の問題に〇×で答えてください。

① 読売ジャイアンツは，かつて読売ヤンキーズと呼ばれたことがある。

② 阪神タイガースは，かつて大阪タイガースと呼ばれたことがある。

③ オリックスブルーウェーブは，かつて阪急ブレーブスと呼ばれたことがある。

④ 東京ヤクルトスワローズは，かつて東急スワローズと呼ばれたことがある。

⑤ 横浜ＤｅＮＡベイスターズは，かつて大洋ドルフィンズと呼ばれたことがある。

⑥ 千葉ロッテマリーンズは，かつて毎日オリオンズと呼ばれたことがある。

⑦ 中日ドラゴンズは，かつて中日ドジャースと呼ばれたことがある。

⑧ かつて近鉄パールスという球団があった。

⑨ かつて高橋ユニオンズという球団があった。

⑩ かつて大映フライヤーズという球団があった。

問題 例のように真ん中に漢字1字を入れて，三字熟語を二つ作ってください。読む方向は，上から下，左から右です。

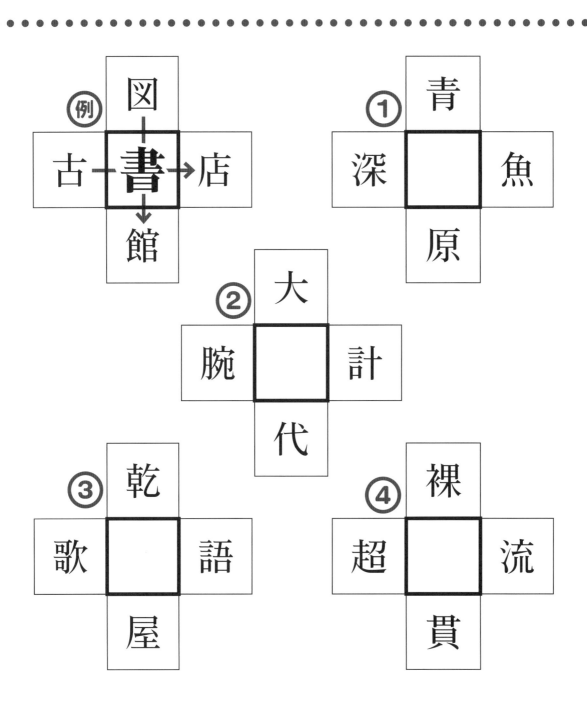

例
図
古 → 書 → 店
館

① 青
深　□　魚
原

② 大
腕　□　計
代

③ 乾
歌　□　語
屋

④ 裸
超　□　流
貫

⑤
親
秋 □ 和
家

⑥
虚
合 □ 葉
癖

⑦
野
式 □ 第
馬

⑧
暗
大 □ 柱
街

⑨
不
勝 □ 口
際

⑩
一
自 □ 製
言

問題　「どちらが先に生まれたかと言われても，困るよ」なんて言わないで，頑張ってチャレンジしてください。

・・・・・・・・・・・・・・・・・・・・・・・・・・・・・・・・・

① 和歌で名高い額田王と邪馬台国の女王卑弥呼，どっちが先に生まれたか？

② 法隆寺をつくった聖徳太子と大仏を建立した聖武天皇，どっちが先に生まれたか？

③ 源氏物語を書いた紫式部と枕草子を書いた清少納言，どっちが先に生まれたか？

④ 鎌倉幕府を開いた源頼朝と壇ノ浦で平家を滅ぼした源義経，どっちが先に生まれたか？

⑤ 江戸幕府を開いた徳川家康と室町幕府を滅ぼした織田信長，どっちが先に生まれたか？

⑥ 「古池や蛙飛びこむ水のおと」の松尾芭蕉と水戸黄門こと徳川光圀，どっちが先に生まれたか？

⑦ 俳句を始めた正岡子規と大政奉還を実現した坂本龍馬，どっちが先に生まれたか？

問題 知っていても知っていなくても，どうってことのない問題ばかり集めました。ひょっとして〇〇検定試験に出ることがあるかもしれませんが。では，〇×で答えてください。

① 聖徳太子は中国語が分かった。〇か×か？

② 日本には1200万年前まで，デスモスチルスというカバとセイウチの中間のような姿の哺乳類がいた。〇か×か？

③ 豊臣秀吉は，今の愛知県岡崎市で生まれた。〇か×か？

④ 落差979メートルの世界一のアンヘルの滝（エンジェル・フォール）には滝つぼがない。〇か×か？

⑤ コナン・ドイルの『失われた世界』のモデルになったテーブルマウンテンには，本当に恐竜が生きている。〇か×か？

⑥ 日本では海水以外から塩は取れない。〇か×か？

⑦ 世界一大きいイカである大王イカは，体長10メートル以上ある。〇か×か？

⑧ 平安時代，菅原道真は，外国の使者をもてなしたことがある。〇か×か？

問題 サイコロを振って出た目の計算をしました。正しい答えになるように□の中にサイコロの目を入れてください。サイコロは，1〜6までの目があります。

① ⚀ + ⚃ = □

② ⚅ + ⚁ = ⚄ + □

③ ⚂ + ⚄ + ⚃

= ⚅ + □

④ ⚁ − ⚁ = ⚂ − □

⑤ ⚂ + ⚄ − ⚃

= □ − ⚀

⑥ [2] × [2] = [ ] + [3]

⑦ [4] × [3] − [6]

= [ ] + [4]

⑧ [6] − [2] × [3]

= [4] − [ ]

⑨ [3] × [3] − [4]

= [2] + [ ]

⑩ [2] + [3] + [3]

= [ ] × [1] + [4]

49

 2字，3字，4字の漢字の熟語を空いているマスに1回ずつ入れてください。1マスに漢字が1字入ります。例にならって，漢字をつなげて，漢字スケルトンを楽しみましょう。

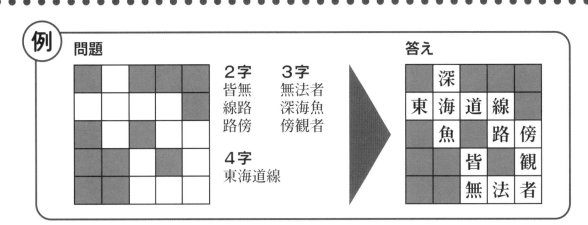

例 問題

2字
皆無
線路
路傍

3字
無法者
深海魚
傍観者

4字
東海道線

答え

（深／東海道線／魚 路傍／皆 観／無法者）

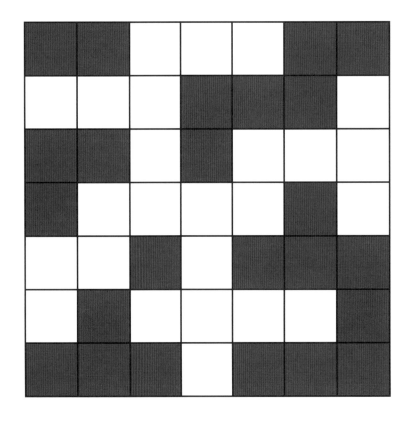

2字 ―――
干物　改正
品物　干柿

3字 ―――
改善点
新入生
減点法
地味婚

4字 ―――
方向音痴
新婚旅行
観音菩薩
品行方正

問題 日本中の名所をペアで集めました。では，二つの内，どちらが北にあるでしょうか。

① 富士山と会津磐梯山，どちらが北にあるでしょう？

② 阿蘇山と桜島，どちらが北にあるでしょう？

③ 日光東照宮と厳島神社，どちらが北にあるでしょう？

④ 姫路城と青葉城，どちらが北にあるでしょう？

⑤ 天橋立と琵琶湖，どちらが北にあるでしょう？

⑥ 東京ディズニーランドとユニバーサルジャパン，どちらが北にあるでしょう？

⑦ 能登半島と房総半島，どちらが北にあるでしょう？

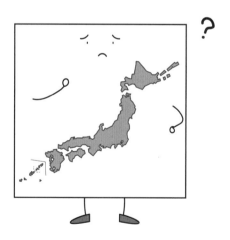

⑧ 石見銀山と富岡製糸工場，どちらが北にあるでしょう？

⑨ 最上川と石狩川，どちらが北にあるでしょう？

こんな形してた？
日本の県，シルエットクイズ

37

問題 日本の国の形は大体分かっていると思います。でも，県の形となるとなかなか分からないものです。5県のシルエットを集めました。ア，イ，ウから正しいものを選んでください。

①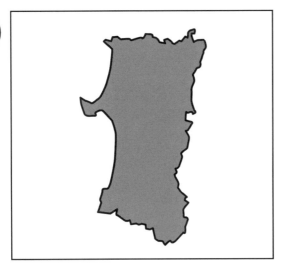

ア　山形県

イ　秋田県

ウ　熊本県

②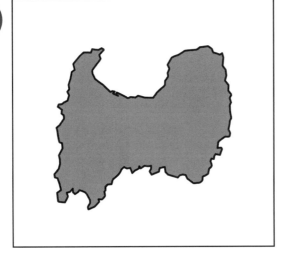

ア　兵庫県

イ　福井県

ウ　富山県

③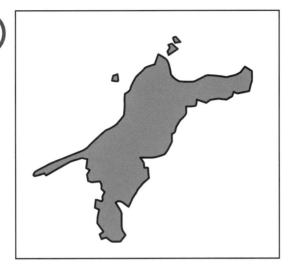

ア　愛媛県

イ　宮城県

ウ　鳥取県

④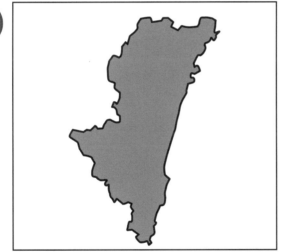

ア　大分県

イ　三重県

ウ　宮崎県

⑤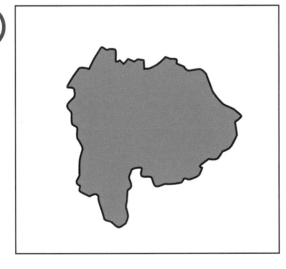

ア　群馬県

イ　山梨県

ウ　奈良県

問題 | 3つのうち，正しい四字熟語はどれでしょう。ア，イ，ウのいずれかを〇で囲んでください。

・・

① ア　一心不安　　イ　一心不乱　　ウ　一新不乱

② ア　一挙御得^{きょ}　　イ　一挙両得　　ウ　一挙損得^{そん}

③ ア　一攫千金^{かく}　　イ　一角千金　　ウ　一回千金

④ ア　鯨飲暴食^{げい}　　イ　鯨飲牛食　　ウ　鯨飲馬食

⑤ ア　竜頭蛇尾^だ　　イ　象頭蛇尾　　ウ　犬頭蛇尾

⑥ ア　馬頭狗肉　　イ　羊頭狗肉^く　　ウ　羊頭豚肉

⑦ ア　呆然自筆^{ぼう}　　イ　棒前自失　　ウ　呆然自失

⑧ ア　針小莫大^{ばく}　　イ　針小棒大　　ウ　小心棒大

⑨ ア　雲散霧消^{うん}^む　　イ　雲散無消　　ウ　運散霧消

⑩ ア　大全自寂^{じゃく}　　イ　鯛膳自弱^{たい}　　ウ　泰然自若^{たい}

⑪ ア　天下無法　　イ　天下無双^{そう}　　ウ　天下無謀^{ぼう}

四字熟語を楽しむ

問題　4字のうち2字空いています。下の□□にある漢字を当てはめてください。

・・・・・・・・・・・・・・・・・・・・・・・・・・・・・・

①

無		息	

②

一		千	

③

急		直	

④

極		浄	

⑤

蛙 <small>あ</small>		蝉 <small>せん</small>	

⑥

	紫		明

⑦

	頭		却

⑧

	安		日

心 <small>しん</small>	山 <small>さん</small>	下 <small>か</small>	鳴 <small>めい</small>	両 <small>りょう</small>	楽 <small>らく</small>	吉 <small>きち</small>	転 <small>てん</small>
土 <small>ど</small>	噪 <small>そう</small>	病 <small>びょう</small>	滅 <small>めっ</small>	大 <small>たい</small>	水 <small>すい</small>	目 <small>め</small>	災 <small>さい</small>

問題 ノートに書いた大事な数字が紙魚（しみ）に食べられてしまいました。例にならって食べられた数字を見つけてください。

例

問題

```
  ●3
+ 4 2
─────
  6 5
```

▶

答え

```
  2 3
+ 4 2
─────
  6 5
```

①
```
  5 ●
+ 4 1
─────
  9 9
```

②
```
  ● 2
+ 1 9
─────
1 0 1
```

③
```
  6 3
- ● 1
─────
  3 2
```

④
```
  ● 4 1
-   5 ●
─────
    8 9
```

41 覆面算を楽しむ

問題 カタカナの足し算，引き算を，例にならって数字の計算にしてください。同じカタカナは同じ数字になります。答えはいくつもあります。このような計算を覆面算といいます。

例

問題

キン
＋ドウ
ギン

答え

12
＋30
42

＊「ン」が２つあります。ここだけ同じ数字になるようにします。

①

コメ
＋メシ
シン

②

イカ
＋タイ
カメ

③

アオイ
＋アカイ
カライ

④

ココア
－アイス
アマイ

問題 弥生時代から平成までの歴史上の有名人 12 人を厳選し，問題にしました。それは誰のことか，3 人の中から選んでください。

• •

① 弥生時代～古墳時代
古事記に九州のクマソを討伐したとある人は？

（　ヤマトタケル　卑弥呼（ひみこ）　蘇我入鹿（そがのいるか）　）

② 飛鳥時代～奈良時代
中国（隋（ずい））に二度行った人は？

（　聖徳太子　小野妹子（おののいもこ）　阿倍仲麻呂（あべのなかまろ）　）

③ 平安時代
大盗賊・袴垂（はかまだれ）を震え上がらせた藤原保昌（ふじわらのやすまさ）の奥さんは？

（　和泉式部（いずみしきぶ）　北条政子　小野小町（おののこまち）　）

④ 鎌倉時代
生まれたとき，多くの鯛が海面に現れお祝いした人は？

（　親鸞（しんらん）　良寛（りょうかん）　日蓮（にちれん）　）

⑤ 室町時代
後醍醐天皇（ごだいご）側について神出鬼没の戦いをした人は？

（　楠正成（くすのきまさしげ）　足利尊氏（あしかがたかうじ）　上杉謙信（うえすぎけんしん）　）

⑥　戦国時代

戦国大名で，四国を統一した人は？

（　武田信玄　伊達政宗　長宗我部元親　）

⑦　安土桃山時代

ローマ法王に会ったことのある人は？

（　加藤清正　支倉常長　徳川家康　）

⑧　江戸時代

ロシアのサンクトペテルブルクに行ったことのある人は？

（　坂本龍馬　大黒屋光太夫　勝海舟　）

⑨　明治時代

ベストセラー『学問のすすめ』を書いた人は？

（　西郷隆盛　福沢諭吉　夏目漱石　）

⑩　大正時代

「カチューシャの唄」が大ヒットした女優は？

（　松井須磨子　与謝野晶子　川上貞奴　）

⑪　昭和時代

黒澤明の「羅生門」に主演して世界的映画スターになった
人は？

（　石原裕次郎　森繁久彌　三船敏郎　）

⑫　平成時代

「リベンジ」という言葉を流行らせた野球選手は？

（　松坂大輔　藤川球児　坂本勇人　）

問題 空いているマスに下の◻︎から正しい数字を選んで入れてください。1つだけ関係のない数字が入っています。

・・・・・・・・・・・・・・・・・・・・・・・・・・・・・・・・・

① 45 (?) 64 31

② 1 5 10 (?) 100 500

③ 31 (?) 31 30 31 (?) 31
　 31 30 31 30 31

④ 81 72 63 54 (?) 36 27
　 18 9

⑤ 1 1 0 1 1 (?) 　ヒント：緊急。

⑥ 1 1 (?) 43 　ヒント：都道府県。

⑦ 2 2 1 2 2 2 (?) 　ヒント：一週間。

| 45 | 9 | 50 | 2 | 30 | 1 | 15 | 92 | 28 |

44 鶴亀算遊び

江戸時代から人気の計算問題，鶴亀算を楽しんでみましょう。絵を書いて考えるとよいでしょう。わからない場合は，次のページに解き方のヒントがありますので参考にしてみてください。

● ●

① 　３本足の宇宙人が地球にやってきました。丁度実りの秋でしたので，１本足の案山子に出会いました。宇宙人と案山子は楽しくお話ししたようです。宇宙人と案山子は合わせて６人いました。足の数は合わせて 10 本です。では，宇宙人と案山子はそれぞれ何人でしょう。

② 　２本足の鶴と４本足の亀が合わせて５匹，仲良く池の中にいます。足の数は合わせて 16 本です。では，鶴と亀はそれぞれ何匹いるでしょう。

□宇宙人１人の時は足３本，案山子が５人で足は＋５本……
と手当たり次第に数を数えていくのは，とても大変です。
簡単な図を使った考え方がありますので，答えに詰まって
しまったら参考にしてみてください。

①合わせて６人ですので，まずは，丸を６つ描きます。そし
てすべてに１本足を描きます。

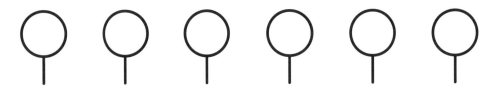

②足の数は合わせて 10 本なので，10 本になる様に１本足を
３本足にしていきます。

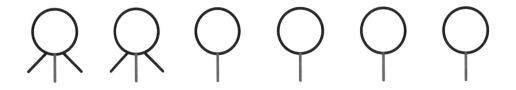

こうすると，簡単に答えが分かります。先に足が少ない方
が全部いた場合を考えてから，足が多い方を足していくの
がコツです。

解答

1 いろいろ判じ絵 6

①かちかち山　②あじさい（足゛＋サイ）　③さめざめと泣く　④こぼれ話
⑤カモメ（蚊がもめている）　⑥見せかけ（ひっくり返ったセミがかけてある）
⑦こぶとりじいさん（小太りなおじいさん）　⑧しくしくと泣く（くしが逆さま）

2 名前探し 8

1　①りんご　②みかん　③あじさい　④ぶどう　⑤ぼたん　⑥もも
　　⑦すいか　⑧すみれ　⑨ねぎ　⑩さつまいも

2　①だいこん　②ばなな　③とまと　④さくら　⑤くり　⑥かき
　　⑦ふき　⑧ばら　⑨れんこん　⑩すいれん

3 言葉遊び 9

①極　②仏　③水　④口　⑤運　⑥鬼

4 おなじもの探し 食べ物仲良しグループ 10

④と⑥

5 迷路遊び 11

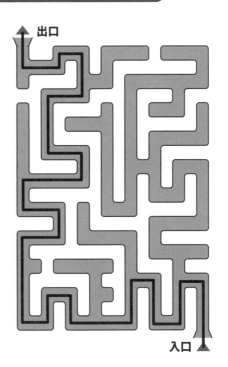

6 文字文字間違い探し 12

① 水水水水水水水水水水
水水水水水水水水水水
水氷水水水水水水水水
水(氷水)水水水水水水水
水氷水水水水水水水水
水水水水水水水水水水

② 学学学学学学学学学学
学学学学学学学学学学
学学学学学学学学学学
学学学学学学学学学学
学学学学学学(字字)学学
学学学学学学字学学学

③ 吉吉吉吉吉吉吉吉吉吉
吉吉吉吉吉吉吉吉吉吉
吉吉吉吉吉吉吉吉吉吉
吉吉吉吉吉吉吉吉吉吉
吉吉(吉吉)吉吉吉吉吉吉
吉吉吉吉吉吉吉吉吉吉

④ 栗栗栗栗栗栗栗栗栗
栗栗栗栗(栗票栗)栗栗栗
栗栗栗栗栗栗栗栗栗
栗栗栗栗栗栗栗栗栗
栗栗栗栗栗栗栗栗栗
栗栗栗栗栗栗栗栗栗

7 ホントにこう書くの？ 13

①犀 ②○ ③○ ④判 ⑤○ ⑥○ ⑦粟 ⑧○ ⑨貧乏性

8 海中散歩間違い探し 14

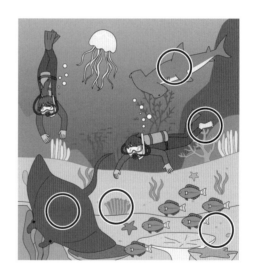

9 クロスワードパズル 16

ミカン

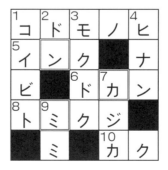

10 漢字クロスワードパズル 17

平	安	■	尺	八
和	楽	器	■	百
教	■	材	木	屋
育	休	■	版	■
■	日	曜	画	家

11 街に間違い探しに行こう 博物館編 18

①恐竜店→恐竜展　②しっぽは１つ。　③昆虫館なのに魚が飾ってある。
④バラなのに葉がチューリップのものになっている。　⑤キバは２本。

12 足し算・引き算・掛け算 20

1 ①3　②7　③13　④21　⑤5　⑥9　⑦17　⑧29
2 ①6　②18　③3　④12　⑤26　⑥4
3 ①+　②−　③−　④+　⑤=　⑥+
4 ①3　②15　③10　④30　⑤9　⑥21　⑦20　⑧40
5 ①1　②2　③3　④4　⑤5　⑥6
おまけ　１〜10まで足すと55。よって 11 × 5。

13 文字文字判じ絵 22

①西　②丸損　③大判小判　④小耳にはさむ　⑤ホームラン
⑥七夕　⑦テント　⑧月食　⑨倍返し

14 みんなで遊ぼう！ どっちクイズ 24

①アザラシ　②鬼　③山賊　④竹　⑤ゴキブリ　⑥北名古屋市
⑦インド洋　⑧胡瓜（きゅうり）　⑨森　⑩大麦　⑪こうもり

15 記憶力遊び 入れ替わったのは誰？

卓球選手とバドミントン選手が，重量挙げ選手とテニス選手と入れ替わっている。

16 ことわざ間違いクイズ

①ア　②イ　③イ　④ア　⑤イ　⑥イ（優れた人でもミスを犯すことがある）

⑦ア（鮑は2枚貝だが，1枚に見えることから）

17 点つなぎを楽しもう①
18 点つなぎを楽しもう②

17の答え　飛行機　　　　　　　　18の答え　バナナ

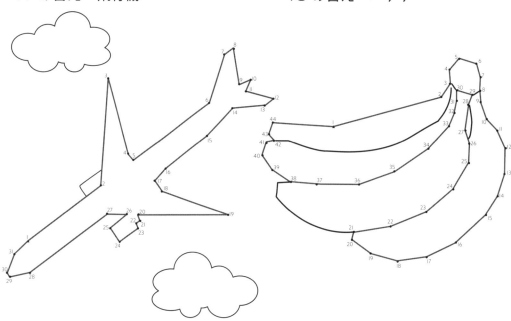

19 ことわざ，どっちが正しい使い方？

①ア　＊失敗だと思われたことが，意外に良い結果になること。

②イ　＊風流なことより実益を大事にすること。

¹ミ	²ツ	カ	³ボ	⁴ウ	⁵ズ
⁶カ	マ	■	⁷キ	リ	ル
ヅ	■	⁸ニ	ン	フ	■
⁹キ	¹⁰リ	ン	■	¹¹タ	¹²キ
■	キ	■	¹³ウ	ッ	シ
¹⁴キ	シ	メ	ン	■	ン

＊9 キリン＝麒麟

前	人	未	踏	■	路
回	文	■	切	取	線
■	科	白	■	水	■
化	学	■	山	口	県
粧	■	国	道	■	民
品	評	会	■	知	性

25 四季の行事，食べ物クイズ 38

①ア（大根のこと）　②ウ　③ウ　④ア　⑤イ　⑥ア

26 聖徳太子作，三歳の像盗難事件 39

　Aは，うかつにもW警部に「鍵を開けてお堂に入ると」と言ってしまったのです。貼り紙はもちろんAが書いて貼ったものです。Cさんを事務所へ走らせてから，貼り紙をはがし中の像をビニール袋に入れ，紐で結び，池に沈めたのです。貼り紙にも像にもちゃんとAの指紋がありました。もちろん近ごろ世間を騒がす怪盗Xのしわざにみせかけようとしたのです。Aは，ギャンブルでお金に困っていたのです。

27 漢字足し算 ヒントあり！ 40

①口（加）　②合（給）　③区（駆）　④化（靴）　⑤云（魂）
⑥千（籵）　⑦乏（貶）　⑧兆（誂）　⑨客（額）　⑩臣（臥）

28 漢字足し算 ヒントなし！ 41

①月（明）　②失（鉄）　③馬（駅）　④皮（破）　⑤春（椿）
⑥丁（町）　⑦口（味）　⑧多（移）　⑨豆（頭）　⑩日（晒）

29 ボールの大きさ比べ 42

①③④⑥⑩

＊サッカーボール：直径22cm，バスケットボール：直径24.5cm
　バレーボール：直径21cm，ドッジボール：直径21cm

30 プロ野球，昔の球団，今の球団クイズ 43

①×　②○　③○　④×（国鉄スワローズ）　⑤×（大洋ホエールズ）　⑥○
⑦×　⑧○（今のオリックス）　⑨○（今の日ハム）　⑩×（東映フライヤーズ）

31 語彙試し！十字三字熟語パズル 44

①海　②時　③物　④一　⑤日　⑥言　⑦次　⑧黒　⑨手　⑩家

32 有名人，どちらが先に生まれたか？ 46

①卑弥呼　②聖徳太子　③清少納言　④源頼朝　⑤織田信長

⑥徳川光圀（光圀は1628年，芭蕉は1644年）

⑦坂本龍馬（龍馬は1835年，子規は1867年）

33 色々トリビアクイズ 47

①○（中国語（漢文）で描かれたお経が読めた）　②○　③×（名古屋市）

④○（途中で霧になってしまう）　⑤×　⑥×（長野県では温泉から塩を取っている。
山塩という）　⑦○　⑧○（渤海国の使者をもてなした）

34 サイコロ計算 48

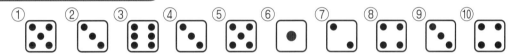

35 漢字スケルトンを楽しもう 50

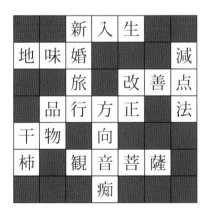

36 どちらが北にあるでしょう？ 51

①会津磐梯山　②阿蘇山　③日光東照宮　④青葉城（仙台）　⑤天橋立

⑥東京ディズニーランド　⑦能登半島　⑧富岡製糸工場　⑨石狩川

37 こんな形してた？日本の県，シルエットクイズ 52

①イ　②ウ　③ア　④ウ　⑤イ

●編者紹介

脳トレーニング研究会

知的好奇心を満たし，知的教養を高めるクイズ，脳トレーニング効果のある楽しいクイズを日夜，研究・開発している研究会。

おもな著書

『シニアのバラエティクイズ＆パズルで楽しく脳トレ』
『シニアの定番クイズ＆２択・３択・○×クイズで楽しく脳トレ』
『シニアのクイズ＆動物パズル・クイズで楽しく脳トレ』
『シニアのクイズ＆都道府県パズルで楽しく脳トレ』
『シニアのクイズ＆一筆書きで楽しく脳トレ』
『シニアのクイズ＆二・三・四・五字熟語パズルで楽しく脳トレ』
『シニアのクイズ＆クロスワードパズルで楽しく脳トレ』
『シニアのクイズ＆言葉パズル・遊びで楽しく脳トレ』
『シニアのクイズ＆間違いさがしで楽しく脳トレ』
『シニアのクイズ＆パズルで楽しく脳トレ』
『バラエティクイズ＆ぬり絵で脳トレーニング』
『シニアのための記憶力遊び＆とんち・言葉クイズ』
『シニアのための記憶力遊び＆脳トレクイズ』
『シニアのための笑ってできる生活力向上クイズ＆脳トレ遊び』
『シニアの脳を鍛える 教養アップクイズ＆記憶力向上遊び』
『コピーして使えるシニアのとんち判じ絵＆知的おもしろクイズ』
『シニアが毎日楽しくできる週間脳トレ遊び―癒やしのマンダラ付き―』
『シニアの面白脳トレーニング222』
『クイズで覚える日本の二十四節気＆七十二候』
『クイズで覚える難読漢字＆漢字を楽しむ一筆メール』
『コピーして使えるシニアの漢字で脳トレーニング』
『コピーして使えるシニアの脳トレーニング遊び』
『コピーして使えるシニアのクイズ絵＆言葉遊び・記憶遊び』
『コピーして使えるシニアの語彙力＆言葉遊び・漢字クイズ』
(以上，黎明書房刊)

イラスト：さややん。

シニアの脳トレーニングバラエティ44

2023年6月10日　　初版発行

編　者　脳トレーニング研究会
発行者　武　馬　久　仁　裕
印　刷　株　式　会　社　太　洋　社
製　本　株　式　会　社　太　洋　社

発行所　　　　　株式会社　黎　明　書　房

〒460-0002　名古屋市中区丸の内3-6-27　EBSビル
☎052-962-3045　FAX052-951-9065　振替・00880-1-59001
〒101-0047　東京連絡所・千代田区内神田1-12-12 美土代ビル6階
☎03-3268-3470

落丁・乱丁本はお取替します。　　　　ISBN978-4-654-05892-1

シニアのクイズ&間違いさがしで
楽しく脳トレ
コピーして使えるいきいき脳トレ遊び③
脳トレーニング研究会編　　B5・67頁　1700円

とんちクイズや判じ絵，クロスワードパズルなどを40種収録。今回は，色々な間違いさがしを多く収録しました。施設のレクリエーションにも丁度いい，バラエティに富んだ問題が満載です。カラー8頁。

シニアのクイズ&言葉パズル
・遊びで楽しく脳トレ
コピーして使えるいきいき脳トレ遊び④
脳トレーニング研究会編　　B5・68頁　1700円

とんちの利いたクイズや判じ絵，クロスワードパズルなどを39種収録。今回は言葉を使ったパズルや遊びを多く収録。施設のレクにもピッタリの，バラエティ豊かな問題が満載です。カラー8頁。

シニアのクイズ&クロスワードパ
ズルで楽しく脳トレ
コピーして使えるいきいき脳トレ遊び⑤
脳トレーニング研究会編　　B5・71頁　1760円

とんちの利いたクイズや判じ絵，クロスワードパズルなどを45種収録。今回はクロスワードパズルを多く収録。施設のレクにもピッタリの，バラエティ豊かな問題が満載です。カラー8頁。

シニアのクイズ&二・三・四・五
字熟語パズルで楽しく脳トレ
コピーして使えるいきいき脳トレ遊び⑥
脳トレーニング研究会編　　B5・71頁　1760円

二字熟語・三字熟語・四字熟語を使ったクロスワードの他，五字熟語パズルや，とんちの利いたクイズ，判じ絵等を44種類収録。すぐに解ける問題からひねった問題まで，バラエティ豊かな問題が満載。カラー8頁。

シニアのクイズ&一筆書きで
楽しく脳トレ
コピーして使えるいきいき脳トレ遊び⑦
脳トレーニング研究会編　　B5・71頁　1760円

一筆書きを使った脳トレの他，とんちの利いたクイズや判じ絵など，バラエティに富んだ問題を45種類収録。やさしい一筆書きからちょっと難しい一筆書きまで，心行くまで楽しめます。カラー8頁。

シニアのクイズ&都道府県
クイズ・パズルで楽しく脳トレ
コピーして使えるいきいき脳トレ遊び⑧
脳トレーニング研究会編　　B5・71頁　1760円

都道府県をテーマにした脳トレの他，クイズや判じ絵など，バラエティに富んだ問題を47種類収録。身近な都道府県をテーマにした問題を多数収録していますので，誰でも楽しく取り組めます。カラー8頁。

シニアのクイズ&動物
パズル・クイズで楽しく脳トレ
コピーして使えるいきいき脳トレ遊び⑨
脳トレーニング研究会編　　B5・71頁　1760円

動物を題材にした判じ絵やクロスワードパズルの他，おなじみの漢字パズルや歴史クイズ，間違いさがしなど，バラエティに富んだ問題を48種収録。たくさん頭を使えます。カラー8頁。

シニアの定番クイズ&2択・3択
○×クイズで楽しく脳トレ
コピーして使えるいきいき脳トレ遊び⑩
脳トレーニング研究会編　　B5・71頁　1760円

2択・3択・○×の選択式のクイズを中心に，漢字パズル判じ絵，間違いさがしなど，バラエティに富んだ問題を44種収録。選択クイズで決断力を高め，脳を活性化させましょう！　カラー8頁。

シニアのバラエティクイズ&
パズルで楽しく脳トレ
コピーして使えるいきいき脳トレ遊び⑪
脳トレーニング研究会編　　B5・72頁　1780円

おなじもの探し，クロスワードパズル，十字三字熟語パズル，ナンバースケルトンなど，45種のクイズ&パズルでとことん脳トレ。解いて笑って，笑って解いて，100まで人生を楽しみましょう！　カラー8頁。